Berichte zum
Wirtschaftlichen Verbraucherschutz
2011/2012

Berichte zum Wirtschaftlichen Verbraucherschutz 2011/2012

Bericht der Zentralen Verbindungsstelle gem. § 3 Abs. 2
EG-Verbraucherschutzdurchsetzungsgesetz (VSchDG)

Bericht für das Jahr 2011
Bericht für das Jahr 2012

Bericht gem. Artikel 21 Abs. 2 der Verordnung (EG) Nr. 2006/2004
über die Zusammenarbeit im Verbraucherschutz

Bericht für die Jahre 2011/2012

BVL-Reporte

IMPRESSUM

Bibliografische Information der Deutschen Bibliothek

Die Deutsche Bibliothek verzeichnet diese Publikation in der Deutschen Nationalbibliografie; detaillierte bibliografische Daten sind im Internet über http://dnb.ddb.de abrufbar.

ISBN 978-3-0348-0690-9
ISBN 978-3-0348-0691-6 (eBook)
DOI 10.1007/978-3-0348-0691-6
Springer Basel Dordrecht London New York

Herausgeber: Bundesamt für Verbraucherschutz und Lebensmittelsicherheit (BVL)
                  Dienststelle Berlin
                  Mauerstraße 39–42
                  D-10117 Berlin

Koordination und
Schlussredaktion: K. Bentlage (kb-lektorat), Dr. S. Dombrowski (BVL, Pressestelle)

Redaktion: Dr. M. Radeideh, Y. Wardin, J. Holzapfel (alle BVL, Wirtschaftlicher Verbraucherschutz)

ViSdP: N. Banspach (BVL, Pressestelle)
Titelbild: ©fotokalle – Fotolia.com
Satz: le-tex publishing services GmbH

Springer Basel AG, Postfach 133, CH-4010 Basel, Schweiz
Ein Unternehmen der Fachverlagsgruppe Springer Science+Business Media

Gedruckt auf säurefreiem und chlorfrei gebleichtem Papier
Printed in Germany
BVL-Reporte, Band 7, Heft 9

9 8 7 6 5 4 3 2 1   www.springer.com

Inhaltsverzeichnis

Bericht der Zentralen Verbindungsstelle gem. § 3 Abs. 2 EG-Verbraucherschutzdurchsetzungsgesetz (VSchDG)
Bericht für das Jahr 2011

1.1 Allgemeines

Nach § 3 Abs. 2 VSchDG berichtet die Zentrale Verbindungsstelle den für den Verbraucherschutz zuständigen obersten Landesbehörden jährlich umfassend und in anonymisierter Form über die im Zusammenhang mit dem VSchDG empfangenen und weitergeleiteten Ersuchen um Amtshilfe und Informationsaustausch. Der vorliegende fünfte Bericht reflektiert die durch das Bundesamt für Verbraucherschutz und Lebensmittelsicherheit (BVL) als Zentrale Verbindungsstelle vorgenommenen Übermittlungen im Jahr 2011.

In den Berichten für 2007 und 2008 wurde die dem BVL durch das VSchDG zugewiesene Doppelfunktion jeweils ausführlich dargestellt und bereits darauf hingewiesen, dass das BVL als Zentrale Verbindungsstelle nicht über die gleiche Quantität und Qualität an Informationen verfügt wie als zuständige Behörde über diejenigen Amtshilfeersuchen, die es in eigener Zuständigkeit bearbeitet. Die für die Abstellung innergemeinschaftlicher Verstöße notwendigen und teilweise vertraulich zu behandelnden Informationen stehen nach der Verordnung (EG) Nr. 2006/2004 nur den zuständigen Behörden selbst zur Verfügung. Der Informationsaustausch ohne Ersuchen (sog. Warnmeldungen) nach Artikel 7 der Verordnung (EG) Nr. 2006/2004 erfolgt im Übrigen ohne Beteiligung der Zentralen Verbindungsstelle stets unmittelbar zwischen den betroffenen zuständigen Behörden.

Die Verordnung (EG) Nr. 2006/2004 über die Zusammenarbeit im Verbraucherschutz wurde durch die Verordnung (EU) Nr. 954/2011 mit Wirkung zum 7. Oktober 2011 geändert. Die Änderungsverordnung (EU) Nr. 954/2011 bringt zum einen durch redaktionelle Änderungen im Anhang der Verordnung (EG) Nr. 2006/2004 den Anwendungsbereich der Verordnung auf den aktuellen Stand, nachdem inzwischen verschiedene dort zitierte europäische Rechtsakte geändert bzw. durch neue ersetzt wurden. Eine Neuerung stellt zum anderen der eingefügte Artikel 21a Verordnung (EG) Nr. 2006/2004 dar, wonach die Europäische Kommission nunmehr die Wirksamkeit und die operativen Mechanismen der Verordnung bewerten muss. Auf der Grundlage einer externen Bewertung und Konsultationen mit allen maßgeblichen Akteuren muss sie dem Europäischen Parlament und dem Rat bis zum 31. Dezember 2014 einen entsprechenden Bericht vorlegen, der auch die mögliche Aufnahme weiterer Rechtsvorschriften zum Schutz von Verbraucherinteressen eingehend prüfen soll.

1.2 Besondere Erläuterungen für das Jahr 2011

1.2.1 Überblick

Die unter Abschn. 1.3 folgende Übersicht der übermittelten Ersuchen zeigt, dass das BVL in 30 von 32 ein- und ausgehenden Amtshilfeersuchen als zuständige Behörde involviert war. Zwei ausgehende Amtshilfeersuchen wurden von gemäß § 2 Nr. 5 VSchDG für Artikel 86-100 der Richtlinie 2001/83/EG und die zu deren Umsetzung erlassenen Rechtsvorschriften zuständigen Landesbehörden in Hamburg und Mecklenburg-Vorpommern weitergeleitet.

1.2.2 CPCS-Datenbank

Um die aktive Anwendung des CPCS (Consumer Protection Cooperation System) durch alle zuständigen Behörden in Deutschland zu fördern, hat das BVL in seiner Funktion als Zentrale Verbindungsstelle auch in diesem Berichtsjahr für alle interessierten Ansprechpartner der zuständigen Bundes- und Landesbehörden eine Schulung in der Nutzung des CPCS durchgeführt.

Seit dem 15. Dezember 2011 ist das CPCS unter einer neuen URL zu erreichen. Soweit das BVL Rückmeldungen von CPCS-Ansprechpartnern erhielt, konnte die Umstellung bei allen zuständigen Behörden mit Unterstützung des BVL und der Europäischen Kommission erfolgreich durchgeführt werden.

Berichte zum Wirtschaftlichen Verbraucherschutz 2011/2012, DOI 10.1007/978-3-0348-0691-6_1,
© Bundesamt für Verbraucherschutz und Lebensmittelsicherheit (BVL) 2013

Im Oktober 2011 veröffentlichte die Europäische Kommission eine unter Mitarbeit der Mitgliedstaaten weiterentwickelte Version des CPCS (Release 3.3.0). Aufgrund der funktionalen Überprüfung durch das BVL und anschließendem Feedback an die Europäische Kommission konnten viele Funktionen weiter optimiert werden.

Die redaktionellen Anpassungen der Rechtsakte im Anhang der Verordnung (EG) Nr. 2006/2004 durch die Verordnung (EU) Nr. 954/2011 wurden ebenfalls in das CPCS übernommen.

1.2.3   Urteile und Klagen zur Rechtsdurchsetzung

Bei der Zentralen Verbindungsstelle sind folgende Informationen vorhanden, die Urteile und Klagen zur Rechtsdurchsetzung betreffen:

In zwei Verfahren aus dem Berichtsjahr 2009 zu unlauteren Geschäftspraktiken im Zusammenhang mit Online-Angeboten von Flugtickets und Mobilfunkdiensten haben die Unternehmen im Berichtsjahr 2010 jeweils Berufung eingelegt. Das Berufungsverfahren zu unlauteren Geschäftspraktiken im Zusammenhang mit Online-Angeboten von Flugtickets wurde im vorliegenden Berichtsjahr erfolgreich abgeschlossen. Das Berufungsgericht bestätigte das vorinstanzliche Urteil (das Urteil ist rechtskräftig). Das Berufungsverfahren im Zusammenhang mit Online-Angeboten von Mobilfunkdiensten dauert noch an.

In Amtshilfeersuchen aus dem Jahr 2011 konnten, soweit sich die angenommenen Verstöße bestätigt hatten und keine Ablehnungsgründe für die Ersuchen bestanden, die Verstöße außergerichtlich abgestellt werden bzw. dauern die außergerichtlichen Verfahren noch an.

1.3   Übersicht über die im Zusammenhang mit dem VSchDG als Zentrale Verbindungsstelle weitergeleiteten Ersuchen um Amtshilfe und Informationsaustausch

1.3.1   Gesamtübersicht

Tab. 1.1   Gesamtübersicht

Übermittelte Ersuchen	Anzahl
Eingegangene Informationsersuchen	11
Ausgegangene Informationsersuchen	6
Eingegangene Durchsetzungsersuchen	8
Ausgegangene Durchsetzungsersuchen	7

1.3.2   Informationsaustausch auf Ersuchen: Artikel 6 der Verordnung (EG) Nr. 2006/2004

a) Eingegangene Informationsersuchen

Tab. 1.2   Gesamtübersicht

Gesamtzahl
11

Tab. 1.3   Übersicht über die im Jahr 2011 eingegangenen Informationsersuchen

Ersuchender Mitgliedstaat	Verstoß gegen europäische Norm	Werbemethode	Vertriebsweg	Produkt/Dienstleistung	Weitergeleitet an
Niederlande	RL 2000/31/EG RL 2002/58/EG	Internet	Internet	E-Mail-Werbung	BVL
Österreich	RL 97/7/EG	Internet	Internet	Software	BVL
Frankreich	RL 97/7/EG RL 2005/29/EG	Internet	Internet	Hautpflegeprodukt	BVL
Belgien	RL 2002/58/EG	Internet/Telefon	Internet/Telefon	Gewinnspiel via SMS/E-Mail	BVL
Frankreich	RL 97/7/EG	Internet	Internet	Software	BVL
Ungarn	RL 2005/29/EG	Zeitung	Internet	Werbeanzeige	BVL
Frankreich	RL 97/7/EG	Internet	Internet	Elektronikprodukt	BVL
Ungarn	RL 2005/29/EG	Zeitung	Internet	Werbeanzeige	BVL
Belgien	RL 2005/29/EG	Von Angesicht zu Angesicht	Von Angesicht zu Angesicht	Verkaufsveranstaltung	BVL
Frankreich	RL 2005/29/EG	Unbekannt	Von Angesicht zu Angesicht	Zeitschriftenabonnement	BVL
Vereinigtes Königreich	RL 93/13/EWG RL 2000/31/EG RL 2005/29/EG	Internet	Internet	Online Verkaufsplattform	BVL

Tab. 1.4   Übersicht nach ersuchendem Mitgliedstaat

Ersuchender Mitgliedstaat	Anzahl
Frankreich	4
Belgien	2
Ungarn	2
Niederlande	1
Österreich	1
Vereinigtes Königreich	1

Tab. 1.5   Übersicht nach europäischer Norm, gegen die (mutmaßlich) verstoßen wurde

Verstoß gegen europäische Norm	Anzahl*
Richtlinie 2005/29/EG über unlautere Geschäftspraktiken	6
Richtlinie 97/7/EG über Vertragsabschlüsse im Fernabsatz	4
Richtlinie 2000/31/EG über den elektronischen Geschäftsverkehr	2
Richtlinie 2002/58/EG über die Verarbeitung personenbezogener Daten und den Schutz der Privatsphäre in der elektronischen Kommunikation	2
Richtlinie 93/13/EWG über missbräuchliche Klauseln in Verbraucherverträgen	1

* Die Gesamtanzahl übersteigt die der Ersuchen, da Mehrfachnennungen möglich sind.

Tab. 1.6 Übersicht nach Werbemethode

Werbemethode	Anzahl*
Internet	7
Zeitung	2
Von Angesicht zu Angesicht	1
Telefon	1
Unbekannt	1

* Die Gesamtanzahl übersteigt die der Ersuchen, da Mehrfachnennungen möglich sind.

Tab. 1.7 Übersicht nach Vertriebsweg

Vertriebsweg	Anzahl*
Internet	9
Von Angesicht zu Angesicht	2
Telefon	1

* Die Gesamtanzahl übersteigt die der Ersuchen, da Mehrfachnennungen möglich sind.

Tab. 1.8 Übersicht nach Produkt/Dienstleistung

Produkt/Dienstleistung	Anzahl
Werbeanzeige	2
E-Mail-Werbung	1
Software	1
Hautpflegeprodukt	1
Gewinnspiel via SMS/E-Mail	1
Software	1
Elektronikprodukt	1
Verkaufsveranstaltung	1
Zeitschriftenabonnement	1
Online Verkaufsplattform	1

Tab. 1.9 Übersicht nach Behörde, an die Ersuchen weitergeleitet wurden

Weitergeleitet an	Anzahl
BVL	11

b) Ausgegangene Informationsersuchen

Tab. 1.10 Gesamtübersicht

Gesamtzahl
6

Tab. 1.11 Übersicht über die im Jahr 2011 ausgegangenen Informationsersuchen

Ersuchter Mitgliedstaat	Verstoß gegen europäische Norm	Werbemethode	Vertriebsweg	Produkt/Dienstleistung	Ersuchende Behörde
Vereinigtes Königreich	RL 2005/29/EG RL 2002/58/EG	Fax	Internet/Fax	Fax-Werbung	BVL
Niederlande	RL 2005/29/EG RL 2002/58/EG	Fax	Internet/Fax	Fax-Werbung	BVL
Niederlande	RL 2005/29/EG	Unbekannt	Geschäft	Steckdosenleisten	BVL
Luxemburg	RL 2001/83/EG	Internet	Internet	Nahrungsergänzungsmittel	Landesamt für Gesundheit und Soziales Mecklenburg-Vorpommern
Vereinigtes Königreich	RL 2000/31/EG RL 2005/29/EG	Internet	Internet	Finanzdienstleistungen	BVL
Niederlande	RL 2000/31/EG	Internet	Internet	Kontaktlinsen	BVL

Tab. 1.12   Übersicht nach ersuchtem Mitgliedstaat

Ersuchter Mitgliedstaat	Anzahl
Niederlande	3
Vereinigtes Königreich	2
Luxemburg	1

Tab. 1.13   Übersicht nach europäischer Norm, gegen die (mutmaßlich) verstoßen wurde

Verstoß gegen europäische Norm	Anzahl*
Richtlinie 2005/29/EG über unlautere Geschäftspraktiken	4
Richtlinie 2002/58/EG über die Verarbeitung personenbezogener Daten und den Schutz der Privatsphäre in der elektronischen Kommunikation	2
Richtlinie 2000/31/EG über den elektronischen Geschäftsverkehr	2
Richtlinie 2001/83/EG zur Schaffung eines Gemeinschaftskodexes für Humanarzneimittel	1

* Die Gesamtanzahl übersteigt die der Ersuchen, da Mehrfachnennungen möglich sind.

Tab. 1.14   Übersicht nach Werbemethode

Werbemethode	Anzahl
Internet	3
Fax	2
Unbekannt	1

Tab. 1.15   Übersicht nach Vertriebsweg

Vertriebsweg	Anzahl*
Internet	5
Fax	2
Geschäft	1

* Die Gesamtanzahl übersteigt die der Ersuchen, da Mehrfachnennungen möglich sind.

Tab. 1.16   Übersicht nach Produkt/Dienstleistung

Produkt/Dienstleistung	Anzahl
Fax-Werbung	2
Steckdosenleisten	1
Nahrungsergänzungsmittel	1
Finanzdienstleistungen	1
Kontaktlinsen	1

Tab. 1.17   Übersicht nach Behörde, von der Ersuchen weitergeleitet wurden

Weitergeleitet von	Anzahl
BVL	5
Landesamt für Gesundheit und Soziales Mecklenburg-Vorpommern	1

1.3.3 Durchsetzungsersuchen: Artikel 8 der Verordnung (EG) Nr. 2006/2004

a) Eingegangene Durchsetzungsersuchen

Tab. 1.18 Gesamtübersicht

Gesamtzahl
8

Tab. 1.19 Übersicht über die im Jahr 2011 eingegangenen Durchsetzungsersuchen

Ersuchender Mitgliedstaat	Verstoß gegen europäische Norm	Werbemethode	Vertriebsweg	Produkt/Dienstleistung	Weitergeleitet an
Ungarn	RL 2005/29/EG	Internet	Internet	SMS	BVL
Frankreich	RL 97/7/EG	Internet	Internet	Partnervermittlung	BVL
Frankreich	RL 97/7/EG	Internet	Internet	Werkzeug	BVL
Spanien	RL 2005/29/EG	Internet/E-Mail	Internet/E-Mail	Branchenbucheintrag	BVL
Ungarn	RL 2005/29/EG	Internet	Internet	SMS	BVL
Belgien	RL 2002/58/EG	Internet/Telefon	Internet/Telefon	Gewinnspiel via SMS/E-Mail	BVL
Frankreich	RL 97/7/EG	Internet	Internet	Flugtickets	BVL
Österreich	RL 85/577/EWG	Post	Von Angesicht zu Angesicht	Verkaufsveranstaltung	BVL

Tab. 1.20 Übersicht nach ersuchendem Mitgliedstaat

Ersuchender Mitgliedstaat	Anzahl
Frankreich	3
Ungarn	2
Spanien	1
Belgien	1
Österreich	1

Tab. 1.22 Übersicht nach Werbemethode

Werbemethode	Anzahl*
Internet	7
E-Mail	1
Telefon	1
Post	1

* Die Gesamtanzahl übersteigt die der Ersuchen, da Mehrfachnennungen möglich sind.

Tab. 1.21 Übersicht nach europäischer Norm, gegen die (mutmaßlich) verstoßen wurde

Verstoß gegen europäische Norm	Anzahl
Richtlinie 2005/29/EG über unlautere Geschäftspraktiken	3
Richtlinie 97/7/EG über Vertragsabschlüsse im Fernabsatz	3
Richtlinie 2002/58/EG über die Verarbeitung personenbezogener Daten und den Schutz der Privatsphäre in der elektronischen Kommunikation	1
Richtlinie 85/577/EWG über Haustürgeschäfte	1

Tab. 1.23 Übersicht nach Vertriebsweg

Vertriebsweg	Anzahl*
Internet	7
E-Mail	1
Telefon	1
Von Angesicht zu Angesicht	1

* Die Gesamtanzahl übersteigt die der Ersuchen, da Mehrfachnennungen möglich sind.

Tab. 1.24 Übersicht nach Produkt/Dienstleistung

Produkt/Dienstleistung	Anzahl
SMS	2
Partnervermittlung	1
Werkzeug	1
Branchenbucheintrag	1
Gewinnspiel via SMS/E-Mail	1
Flugtickets	1
Verkaufsveranstaltung	1

Tab. 1.25 Übersicht nach Behörde, an die Ersuchen weitergeleitet wurden

Weitergeleitet an	Anzahl
BVL	8

b) Ausgegangene Durchsetzungsersuchen

Tab. 1.26 Gesamtübersicht

Gesamtzahl
7

Tab. 1.27 Übersicht über die im Jahr 2011 ausgegangenen Durchsetzungsersuchen

Ersuchter Mitgliedstaat	Verstoß gegen europäische Norm	Werbemethode	Vertriebsweg	Produkt/Dienstleistung	Ersuchende Behörde
Vereinigtes Königreich	RL 2005/29/EG RL 2002/58/EG	Fax	Unbekannt	Fax-Werbung	BVL
Niederlande	RL 2000/31/EG	Internet	Internet	Urlaubsclubmitgliedschaft	BVL
Niederlande	RL 93/13/EWG RL 2000/31/EG RL 2005/29/EG	Internet	Internet	Tickets für Kulturveranstaltungen	BVL
Vereinigtes Königreich	RL 93/13/EWG RL 2000/31/EG	Internet	Internet	Flugtickets	BVL
Vereinigtes Königreich	RL 93/13/EWG RL 2000/31/EG	Internet	Internet	Flugtickets	BVL
Niederlande	RL 2001/83/EG	Internet	Internet	Nahrungsergänzungsmittel	Behörde für Gesundheit und Verbraucherschutz der Freien und Hansestadt Hamburg
Ungarn	RL 93/13/EWG RL 2000/31/EG	Internet	Internet	Flugtickets	BVL

Tab. 1.28 Übersicht nach ersuchtem Mitgliedstaat

Ersuchter Mitgliedstaat	Anzahl
Niederlande	3
Vereinigtes Königreich	3
Ungarn	1

Tab. 1.29   Übersicht nach europäischer Norm, gegen die (mutmaßlich) verstoßen wurde

Verstoß gegen europäische Norm	Anzahl*
Richtlinie 2000/31/EG über den elektronischen Geschäftsverkehr	5
Richtlinie 93/13/EWG über missbräuchliche Klauseln in Verbraucherverträgen	4
Richtlinie 2005/29/EG über unlautere Geschäftspraktiken	2
Richtlinie 2002/58/EG über die Verarbeitung personenbezogener Daten und den Schutz der Privatsphäre in der elektronischen Kommunikation	1
Richtlinie 2001/83/EG zur Schaffung eines Gemeinschaftskodexes für Humanarzneimittel	1

* Die Gesamtanzahl übersteigt die der Ersuchen, da Mehrfachnennungen möglich sind.

Tab. 1.30   Übersicht nach Werbemethode

Werbemethode	Anzahl
Internet	6
Fax	1

Tab. 1.31   Übersicht nach Vertriebsweg

Vertriebsweg	Anzahl
Internet	6
Unbekannt	1

Tab. 1.32   Übersicht nach Produkt/Dienstleistung

Produkt/Dienstleistung	Anzahl
Flugtickets	3
Fax-Werbung	1
Urlaubsclubmitgliedschaft	1
Tickets für Kulturveranstaltungen	1
Nahrungsmittelergänzung	1

Tab. 1.33   Übersicht nach Behörde, von der Ersuchen weitergeleitet wurden

Weitergeleitet von	Anzahl
BVL	6
Behörde für Gesundheit und Verbraucherschutz der Freien und Hansestadt Hamburg	1

Bericht der Zentralen Verbindungsstelle gem. § 3 Abs. 2 EG-Verbraucherschutzdurchsetzungsgesetz (VSchDG)
Bericht für das Jahr 2012

2.1 Allgemeines

Nach § 3 Abs. 2 VSchDG berichtet die Zentrale Verbindungsstelle den für den Verbraucherschutz zuständigen obersten Landesbehörden jährlich umfassend und in anonymisierter Form über die im Zusammenhang mit dem VSchDG empfangenen und weitergeleiteten Ersuchen um Amtshilfe und Informationsaustausch. Der vorliegende sechste Bericht reflektiert die durch das Bundesamt für Verbraucherschutz und Lebensmittelsicherheit (BVL) als Zentrale Verbindungsstelle vorgenommenen Übermittlungen im Jahr 2012.

In den Berichten für 2007 und 2008 wurde die dem BVL durch das VSchDG zugewiesene Doppelfunktion jeweils ausführlich dargestellt und bereits darauf hingewiesen, dass das BVL als Zentrale Verbindungsstelle nicht über die gleiche Quantität und Qualität an Informationen verfügt wie als zuständige Behörde über diejenigen Amtshilfeersuchen, die es in eigener Zuständigkeit bearbeitet. Die für die Abstellung innergemeinschaftlicher Verstöße notwendigen und teilweise vertraulich zu behandelnden Informationen stehen nach der Verordnung (EG) Nr. 2006/2004 nur den zuständigen Behörden selbst zur Verfügung. Der Informationsaustausch ohne Ersuchen (sog. Warnmeldungen) nach Artikel 7 der Verordnung (EG) Nr. 2006/2004 erfolgt im Übrigen ohne Beteiligung der Zentralen Verbindungsstelle stets unmittelbar zwischen den betroffenen zuständigen Behörden.

Die Verordnung (EG) Nr. 2006/2004 über die Zusammenarbeit im Verbraucherschutz wurde in ihrem Anhang durch die Verordnung (EU) Nr. 1177/2010 über die Fahrgastrechte im See- und Binnenschiffsverkehr mit Wirkung zum 18. Dezember 2012 um die Nr. 18 ergänzt.

In Folge der Erweiterung des Anwendungsbereiches der Verordnung (EG) Nr. 2006/2004 um Nr. 18 des Anhanges wurde das VSchDG durch das Gesetz zur Durchführung der Verordnung (EU) Nr. 1177/2010 des Europäischen Parlaments und des Rates vom 24. November 2010 über die Fahrgastrechte im See- und Binnenschiffsverkehr sowie zur Änderung des Luftverkehrsgesetzes vom

5. Dezember 2012 (BGBl. I S. 2454) ergänzt und das Eisenbahn-Bundesamt gem. § 2 Nr. 5 VSchDG als zuständige Behörde benannt.

Wie bereits im Vorjahresbericht mitgeteilt, muss die Europäische Kommission gemäß Artikel 21a Verordnung (EG) Nr. 2006/2004 die Wirksamkeit und die operativen Mechanismen der Verordnung bewerten. Auf der Grundlage einer externen Bewertung und Konsultationen mit allen maßgeblichen Akteuren muss sie dem Europäischen Parlament und dem Rat bis zum 31. Dezember 2014 einen entsprechenden Bericht vorlegen, der auch die mögliche Aufnahme weiterer Rechtsvorschriften zum Schutz von Verbraucherinteressen eingehend prüfen soll.

Im Rahmen dieses Konsultationsprozesses beauftragte die Europäische Kommission einen Berater, eine externe Evaluierung der Verordnung (EG) Nr. 2006/2004 durchzuführen. Der Auftragnehmer ist in der ersten Hälfte des Jahres an alle zuständigen Behörden in Deutschland, das BVL als zentrale Verbindungsstelle sowie den Verbraucherzentrale Bundesverband e.V. (vzbv) und die Zentrale zur Bekämpfung unlauteren Wettbewerbs e.V. (Wettbewerbszentrale) mit Fragen zur Anwendung der Verordnung (EG) Nr. 2006/2004 herangetreten. Ein Abschlussbericht wird in der ersten Hälfte 2013 erwartet.

2.2 Besondere Erläuterungen für das Jahr 2012

2.2.1 Überblick

Die unter Abschn. 2.3 folgende Übersicht der übermittelten Ersuchen zeigt, dass das BVL in 38 von 46 ein- und ausgehenden Amtshilfeersuchen als zuständige Behörde involviert war. Es wurden vom BVL als Zentrale Verbindungsstelle fünf ausgehende Amtshilfeersuchen der Bundesanstalt für Finanzdienstleistungsaufsicht (BaFin) als der gemäß § 2 Nr. 2 VSchDG zuständigen Behörde weitergeleitet. Ferner wurden vom BVL drei ausgehende Amtshilfeersuchen der gemäß § 2 Nr. 6 VSchDG für Artikel 86–100 der Richtlinie 2001/83/EG und die zu deren

Berichte zum Wirtschaftlichen Verbraucherschutz 2011/2012, DOI 10.1007/978-3-0348-0691-6_2,

Umsetzung erlassenen Rechtsvorschriften zuständigen Landesbehörde in Berlin weitergeleitet.

Zwei eingehende Durchsetzungsersuchen, die einen Verstoß gegen mehrere europäische Rechtsgrundlagen zum Gegenstand hatten, wurde sowohl an das BVL als zuständige Behörde für die Richtlinie 2005/29/EG als auch an den Bayerischen Rundfunk und die Bayerische Landeszentrale für Neue Medien als zuständige Einrichtungen für die Richtlinie 2010/13/EU (bzw. für die Vorgängerrichtlinie 89/552/EWG) sowie an das Ministerium für Wirtschaft, Arbeit, Verkehr und Technologie des Landes Schleswig-Holstein als zuständige Behörde für die Richtlinie 98/6/EG weitergeleitet.

Ein Ersuchen wurde vom Bayerischen Rundfunk wieder an das BVL als Zentrale Verbindungsstelle zurückgegeben, nachdem der Bayerische Rundfunk seine Unzuständigkeit für den gerügten Verstoß erklärt hat.

Wie bereits im Jahresbericht 2009 näher erläutert, können seit einer Funktionserweiterung des CPCS (Consumer Protection Cooperation System) im Jahre 2009 zu einem Amtshilfeersuchen mehrere Rechtsgrundlagen angegeben werden, wodurch sich für ein Amtshilfeersuchen die Zuständigkeit mehrerer Behörden ergeben kann.

2.2.2   CPCS-Datenbank

Um die aktive Anwendung des CPCS (Consumer Protection Cooperation System) durch alle zuständigen Behörden in Deutschland zu fördern, hat das BVL in seiner Funktion als Zentrale Verbindungsstelle auch in diesem Berichtsjahr für alle interessierten Ansprechpartner der zuständigen Bundes- und Landesbehörden eine Schulung in der Nutzung des CPCS durchgeführt.

2.2.3   Urteile und Klagen zur Rechtsdurchsetzung

Bei der Zentralen Verbindungsstelle sind folgende Informationen vorhanden, die Urteile und Klagen zur Rechtsdurchsetzung betreffen:

In Amtshilfeersuchen aus dem Jahr 2012 konnten, soweit sich die angenommenen Verstöße bestätigt hatten und keine Ablehnungsgründe für die Ersuchen bestanden, die Verstöße außergerichtlich abgestellt werden bzw. dauern die außergerichtlichen Verfahren noch an.

2.3   Übersicht über die im Zusammenhang mit dem VSchDG als Zentrale Verbindungsstelle weitergeleiteten Ersuchen um Amtshilfe und Informationsaustausch

2.3.1   Gesamtübersicht

Tab. 2.1   Gesamtübersicht

Übermittelte Ersuchen	Anzahl
Eingegangene Informationsersuchen	14
Ausgegangene Informationsersuchen	5
Eingegangene Durchsetzungsersuchen	12
Ausgegangene Durchsetzungsersuchen	15

2.3.2   Informationsaustausch auf Ersuchen: Artikel 6 der Verordnung (EG) Nr. 2006/2004

a) Eingegangene Informationsersuchen

Tab. 2.2   Gesamtübersicht

Gesamtzahl
14

Tab. 2.3   Übersicht über die im Jahr 2012 eingegangenen Informationsersuchen

Ersuchender Mitgliedstaat	Verstoß gegen europäische Norm	Werbemethode	Vertriebsweg	Produkt/Dienstleistung	Weitergeleitet an
Italien	RL 2005/29/EG	Post	Post	Gewinnspiel	BVL
Italien	RL 2005/29/EG	Internet/Telefon	Internet/Telefon	Gewinnspiel	BVL
Niederlande	RL 2005/29/EG	Von Angesicht zu Angesicht	Verkauf außerhalb von Geschäftsräumen	Verkaufsveranstaltung	BVL
Niederlande	RL 2005/29/EG	Von Angesicht zu Angesicht/Katalog	Verkauf außerhalb von Geschäftsräumen	Verkaufsveranstaltung	BVL
Belgien	RL 2000/31/EG RL 2005/29/EG	Internet/Telefon	Internet/Telefon	Gewinnspiel	BVL
Slowenien	RL 2005/29/EG	Von Angesicht zu Angesicht	Von Angesicht zu Angesicht	Mitgliedschaft	BVL
Belgien	RL 2000/31/EG	Internet	Internet	Bekleidung	BVL
Ungarn	RL 2005/29/EG	Internet	Geschäft	Arzneimittel	BVL
Frankreich	RL 97/7/EG RL 2005/29/EG	Internet	Internet	Bekleidung	BVL
Ungarn	RL 2005/29/EG	Internet	Internet	Mittel zur Gewichtsreduktion	BVL
Italien	RL 2005/29/EG	Post	Fax	Branchenbucheintrag	BVL
Norwegen	RL 2002/58/EG	Internet	Internet	Gewinnspiel	BVL
Estland	RL 2005/29/EG	Von Angesicht zu Angesicht	Von Angesicht zu Angesicht	Schneeballsystem	BVL
Polen	RL 2005/29/EG	Unbekannt	Unbekannt	Schneeballsystem	BVL

Tab. 2.4   Übersicht nach ersuchendem Mitgliedstaat

Ersuchender Mitgliedstaat	Anzahl
Italien	3
Belgien	2
Niederlande	2
Ungarn	2
Estland	1
Frankreich	1
Norwegen	1
Polen	1
Slowenien	1

Tab. 2.5   Übersicht nach europäischer Norm, gegen die (mutmaßlich) verstoßen wurde

Verstoß gegen europäische Norm	Anzahl*
Richtlinie 2005/29/EG über unlautere Geschäftspraktiken	12
Richtlinie 2000/31/EG über den elektronischen Geschäftsverkehr	2
Richtlinie 97/7/EG über Vertragsabschlüsse im Fernabsatz	1
Richtlinie 2002/58/EG über die Verarbeitung personenbezogener Daten und den Schutz der Privatsphäre in der elektronischen Kommunikation	1

* Die Gesamtanzahl übersteigt die der Ersuchen, da Mehrfachnennungen möglich sind.

Tab. 2.6 Übersicht nach Werbemethode

Werbemethode	Anzahl*
Internet	7
Von Angesicht zu Angesicht	4
Post	2
Telefon	2
Unbekannt	1
Katalog	1

* Die Gesamtanzahl übersteigt die der Ersuchen, da Mehrfachnennungen möglich sind.

Tab. 2.8 Übersicht nach Produkt/Dienstleistung

Produkt/Dienstleistung	Anzahl
Gewinnspiel	4
Verkaufsveranstaltung	2
Bekleidung	2
Schneeballsystem	2
Adressbucheintrag	1
Arzneimittel	1
Mitgliedschaft	1
Mittel zur Gewichtsreduktion	1

Tab. 2.7 Übersicht nach Vertriebsweg

Vertriebsweg	Anzahl*
Internet	6
Verkauf außerhalb von Geschäftsräumen	2
Von Angesicht zu Angesicht	2
Telefon	2
Fax	1
Geschäft	1
Post	1
Unbekannt	1

* Die Gesamtanzahl übersteigt die der Ersuchen, da Mehrfachnennungen möglich sind.

Tab. 2.9 Übersicht nach Behörde, an die Ersuchen weitergeleitet wurden

Weitergeleitet an	Anzahl
BVL	14

b) Ausgegangene Informationsersuchen

Tab. 2.10 Gesamtübersicht

Gesamtzahl
5

Tab. 2.11 Übersicht über die im Jahr 2012 ausgegangenen Informationsersuchen

Ersuchter Mitgliedstaat	Verstoß gegen europäische Norm	Werbemethode	Vertriebsweg	Produkt/Dienstleistung	Ersuchende Behörde
Dänemark	RL 2005/29/EG RL 2002/58/EG	Fax	Unbekannt	Fax-Werbung	BVL
Estland	RL 2005/29/EG	Internet	Internet	Finanzdienstleistungen	BaFin
Niederlande	RL 2005/29/EG RL 2002/58/EG	Fax	Unbekannt	Fax-Werbung	BVL
Frankreich	RL 2000/31/EG	Internet	Internet	Parfüm	BVL
Vereinigtes Königreich	RL 2000/31/EG	Internet	Internet	Nahrungsergänzungsmittel/Cremes	BVL

Tab. 2.12 Übersicht nach ersuchtem Mitgliedstaat

Ersuchter Mitgliedstaat	Anzahl
Dänemark	1
Estland	1
Niederlande	1
Frankreich	1
Vereinigtes Königreich	1

Tab. 2.13 Übersicht nach europäischer Norm, gegen die (mutmaßlich) verstoßen wurde

Verstoß gegen europäische Norm	Anzahl*
Richtlinie 2005/29/EG über unlautere Geschäftspraktiken	3
Richtlinie 2002/58/EG über die Verarbeitung personenbezogener Daten und den Schutz der Privatsphäre in der elektronischen Kommunikation	2
Richtlinie 2000/31/EG über den elektronischen Geschäftsverkehr	2

* Die Gesamtanzahl übersteigt die der Ersuchen, da Mehrfachnennungen möglich sind.

Tab. 2.14 Übersicht nach Werbemethode

Werbemethode	Anzahl
Internet	3
Fax	2

Tab. 2.15 Übersicht nach Vertriebsweg

Vertriebsweg	Anzahl
Internet	3
Unbekannt	2

Tab. 2.16 Übersicht nach Produkt/Dienstleistung

Produkt/Dienstleistung	Anzahl
Fax-Werbung	2
Finanzdienstleistungen	1
Parfüm	1
Nahrungsergänzungsmittel/Cremes	1

Tab. 2.17 Übersicht nach Behörde, von der Ersuchen weitergeleitet wurden

Weitergeleitet von	Anzahl
BVL	4
BaFin	1

2.3.3 Durchsetzungsersuchen: Artikel 8 der Verordnung (EG) Nr. 2006/2004

a) Eingegangene Durchsetzungsersuchen

Tab. 2.18 Gesamtübersicht

Gesamtzahl
12

Tab. 2.19 Übersicht über die im Jahr 2012 eingegangenen Durchsetzungsersuchen

Ersuchender Mitgliedstaat	Verstoß gegen europäische Norm	Werbemethode	Vertriebsweg	Produkt/Dienstleistung	Weitergeleitet an
Spanien	RL 2005/29/EG	Internet	Internet	Flugtickets	BVL
Schweden	RL 2005/29/EG	Internet	Internet	Gewinnspiel	BVL
Dänemark	RL 2005/29/EG	Internet	Internet	Partnervermittlung	BVL
Niederlande	RL 2005/29/EG	Von Angesicht zu Angesicht	Von Angesicht zu Angesicht	Verkaufsveranstaltung	BVL
Tschechien	RL 2005/29/EG	Internet	Internet	Partnervermittlung	BVL
Österreich	RL 93/13/EWG	Internet	Internet	Online-Spiele	BVL
Österreich	RL 93/13/EWG	Internet	Internet	Online-Spiele	BVL
Tschechien	RL 2005/29/EG	Internet	Internet	Pauschalreise	BVL
Slowakei	RL 2005/29/EG	Post	Post	Branchenbucheintrag	BVL
Belgien	RL 97/7/EG RL 2000/31/EG RL 2005/29/EG	Internet	Internet	Online-Spiele	BVL
Spanien	RL 89/552/EWG* RL 2005/29/EG	Internet/Fernsehen	Internet/Teleshopping	Mittel zur Gewichtsreduktion	Bayerischer Rundfunk/Bayerische Landeszentrale für Neue Medien/BVL
Schweden	RL 98/6/EG RL 2005/29/EG	Internet	Internet	Alkoholische Getränke	Ministerium für Wirtschaft, Arbeit, Verkehr und Technologie des Landes Schleswig-Holstein/BVL

* Aus technischen Gründen wurde der Fall im CPCS mit der Richtlinie 89/552/EWG als Rechtsgrundlage geführt, anstatt mit der Richtlinie 2010/13/EU.

Tab. 2.20 Übersicht nach ersuchendem Mitgliedstaat

Ersuchender Mitgliedstaat	Anzahl
Spanien	2
Schweden	2
Österreich	2
Tschechien	2
Belgien	1
Dänemark	1
Niederlande	1
Slowakei	1

Tab. 2.21 Übersicht nach europäischer Norm, gegen die (mutmaß-lich) verstoßen wurde

Verstoß gegen europäische Norm	Anzahl*
Richtlinie 2005/29/EG über unlautere Geschäfts-praktiken	10
Richtlinie 93/13/EWG über missbräuchliche Klauseln in Verbraucherverträgen	2
Richtlinie 97/7/EG über Vertragsabschlüsse im Fernabsatz	1
Richtlinie 2000/31/EG über den elektronischen Geschäftsverkehr	1
Richtlinie 89/552/EWG über die Ausübung der Fernsehtätigkeit[#]	1
Richtlinie 98/6/EG über Preisangaben	1

* Die Gesamtanzahl übersteigt die der Ersu-chen, da Mehrfachnennungen möglich sind.
[#] Aus technischen Gründen wurde der Fall im CPCS mit der Richt-linie 89/552/EWG als Rechtsgrundlage geführt anstatt mit der Richtlinie 2010/13/EU.

Tab. 2.22 Übersicht nach Werbemethode

Werbemethode	Anzahl*
Internet	10
Fernsehen	1
Post	1
Von Angesicht zu Angesicht	1

* Die Gesamtanzahl übersteigt die der Ersuchen, da Mehrfachnen-nungen möglich sind.

Tab. 2.23 Übersicht nach Vertriebsweg

Vertriebsweg	Anzahl*
Internet	10
Post	1
Teleshopping	1
Von Angesicht zu Angesicht	1

* Die Gesamtanzahl übersteigt die der Ersuchen, da Mehrfachnen-nungen möglich sind.

Tab. 2.24 Übersicht nach Produkt/Dienstleistung

Produkt/Dienstleistung	Anzahl
Online-Spiele	3
Partnervermittlung	2
Flugtickets	1
Gewinnspiel	1
Verkaufsveranstaltung	1
Pauschalreise	1
Branchenbucheintrag	1
Mittel zur Gewichtsreduktion	1
Alkoholische Getränke	1

Tab. 2.25 Übersicht nach Behörde, an die Ersuchen weitergeleitet wurden

Weitergeleitet an	Anzahl*
BVL	12
Bayerischer Rundfunk	1
Bayerische Landeszentrale für Neue Medien	1
Ministerium für Wirtschaft, Arbeit, Verkehr und Technologie des Landes Schleswig-Holstein	1

* Die Gesamtanzahl übersteigt die der Ersuchen, da mehrere zu-ständige Behörden möglich sind.

b) Ausgegangene Durchsetzungsersuchen

Tab. 2.26 Gesamtübersicht

Gesamtzahl
15

Tab. 2.27 Übersicht über die im Jahr 2012 ausgegangenen Durchsetzungsersuchen

Ersuchter Mitgliedstaat	Verstoß gegen europäische Norm	Werbemethode	Vertriebsweg	Produkt/Dienstleistung	Ersuchende Behörde
Schweden	RL 2000/31/EG	Internet	Internet	Kontaktlinsen	BVL
Niederlande	RL 2005/29/EG	Internet	Internet	Tickets für Sport- und Kulturveranstaltungen	BVL
Frankreich	RL 2005/29/EG RL 2002/58/EG	E-Mail	Internet	E-Mail-Werbung	BVL
Österreich	RL 2008/48/EG	Internet	Internet	Verbraucherkredit	BaFin
Italien	RL 2008/48/EG	Internet	Internet	Verbraucherkredit	BaFin
Niederlande	RL 2008/48/EG	Internet	Internet	Verbraucherkredit	BaFin
Vereinigtes Königreich	RL 2000/31/EG RL 2005/29/EG	Internet	Internet	Verbraucherkredit	BaFin
Vereinigtes Königreich	RL 2005/29/EG	Internet	Internet	Lotterie	BVL
Lettland	RL 93/13/EWG RL 2000/31/EG	Internet	Internet	Online-Spiele	BVL
Spanien	RL 2001/83/EG	Internet	Internet	E-Zigaretten	Landesamt für Gesundheit und Soziales Berlin
Spanien	RL 2001/83/EG	Internet	Internet	E-Zigaretten	Landesamt für Gesundheit und Soziales Berlin
Spanien	RL 2001/83/EG	Internet	Internet	E-Zigaretten	Landesamt für Gesundheit und Soziales Berlin
Luxemburg	RL 93/13/EWG	Internet	Internet	Spiele/Software	BVL
Luxemburg	RL 93/13/EWG RL 2000/31/EG	Internet	Internet	Online-Spiele	BVL
Luxemburg	RL 93/13/EWG RL 2000/31/EG	Internet	Internet	Musik	BVL

Tab. 2.28 Übersicht nach ersuchtem Mitgliedstaat

Ersuchter Mitgliedstaat	Anzahl
Luxemburg	3
Spanien	3
Niederlande	2
Vereinigtes Königreich	2
Frankreich	1
Italien	1
Lettland	1
Österreich	1
Schweden	1

Tab. 2.29 Übersicht nach europäischer Norm, gegen die (mutmaßlich) verstoßen wurde

Verstoß gegen europäische Norm	Anzahl*
Richtlinie 2000/31/EG über den elektronischen Geschäftsverkehr	5
Richtlinie 93/13/EWG über missbräuchliche Klauseln in Verbraucherverträgen	4
Richtlinie 2005/29/EG über unlautere Geschäftspraktiken	4
Richtlinie 2001/83/EG zur Schaffung eines Gemeinschaftskodexes für Humanarzneimittel	3
Richtlinie 2008/48/EG über Verbraucherkreditverträge	3
Richtlinie 2002/58/EG über die Verarbeitung personenbezogener Daten und den Schutz der Privatsphäre in der elektronischen Kommunikation	1

* Die Gesamtanzahl übersteigt die der Ersuchen, da Mehrfachnennungen möglich sind.

Tab. 2.30 Übersicht nach Werbemethode

Werbemethode	Anzahl
Internet	14
E-Mail	1

Tab. 2.31 Übersicht nach Vertriebsweg

Vertriebsweg	Anzahl
Internet	15

Tab. 2.32 Übersicht nach Produkt/Dienstleistung

Produkt/Dienstleistung	Anzahl
Verbraucherkredit	4
E-Zigaretten	3
Kontaktlinsen	1
Tickets für Sport- und Kulturveranstaltungen	1
E-Mail-Werbung	1
Lotterie	1
Online-Spiele	1
Spiele/Software	1
Online-Spiele	1
Musik	1

Tab. 2.33 Übersicht nach Behörde, von der Ersuchen weitergeleitet wurden

Weitergeleitet von	Anzahl
BVL	8
BaFin	4
Landesamt für Gesundheit und Soziales Berlin	3

Bericht gem. Artikel 21 Abs. 2 der Verordnung (EG) Nr. 2006/2004 über die Zusammenarbeit im Verbraucherschutz
Bericht für die Jahre 2011/2012

3.1 Einleitung und Hintergrund

Nach Artikel 21 Abs. 2 der Verordnung (EG) Nr. 2006/2004 über die Zusammenarbeit im Verbraucherschutz erstatten die Mitgliedstaaten der Kommission alle zwei Jahre, vom Datum des Inkrafttretens dieser Verordnung an gerechnet, Bericht über die Durchführung der Verordnung. Der vorliegende dritte Bericht enthält die relevanten Angaben für die Jahre 2011 und 2012.

3.1.1 Kontext

Dem BVL kommt mit seiner Doppelfunktion als Zentrale Verbindungsstelle sowie als zuständige Behörde weiterhin eine Schlüsselrolle in der Zusammenarbeit im Verbraucherschutz zu. Darüber hinaus wurde das traditionelle System der Durchsetzung kollektiver Verbraucherinteressen durch qualifizierte private Einrichtungen durch die in Artikel 8 Abs. 3 der Verordnung (EG) Nr. 2006/2004 vorgesehene Möglichkeit in Deutschland erfolgreich in das europäische Behördenkooperationssystem einbezogen. Anstatt eine Untersagungsverfügung gemäß § 5 Abs. 1 Satz 2 Nr. 1 EG-Verbraucherschutzdurchsetzungsgesetz (VSchDG) zu erlassen, ist gemäß § 7 Abs. 1 VSchDG vorgesehen, dass zwei zuständige Bundesbehörden – das Bundesamt für Verbraucherschutz und Lebensmittelsicherheit (BVL) und die Bundesanstalt für Finanzdienstleistungsaufsicht (BaFin) – einen qualifizierten Dritten mit der Durchsetzung beauftragen sollen.

Als zuständige Behörde beauftragt das BVL in geeigneten Fällen auf der Grundlage einer nach § 7 Abs. 3 VSchDG geschlossenen Rahmenvereinbarung den Verbraucherzentrale Bundesverband e.V. (vzbv) – als Dachorganisation der Verbraucherzentralen und weiterer Verbraucherverbände – und die Zentrale zur Bekämpfung unlauteren Wettbewerbs e.V. (Wettbewerbszentrale) – als größte bundesweit tätige Selbstkontrolleinrichtung der Wirtschaft im Bereich des unlauteren Wettbewerbs – mit Durchsetzungsmaßnahmen.

Im Rahmen der Ermittlungstätigkeit, für die das BVL über weitgehende behördliche Kompetenzen verfügt, haben sich die Handlungsinstrumente als effektiv erwiesen.

3.1.2 Entwicklungstrends

Ein Großteil der Fälle, die im Berichtszeitraum bearbeitet wurden, betraf erneut Verstöße im Online-Bereich (beispielsweise Flugtickets, Verbraucherkredite, Online-Spiele und Gewinnversprechen/Gewinnspiele). Die Anzahl der Fälle aus dem Online-Bereich war unter anderem durch den Sweep 2011 zu Verbraucherkrediten und den Sweep 2012 zu Digitalprodukten (wie Online-Spiele, Musik-Downloads oder E-Books) bedingt.

Darüber hinaus war eine Fallhäufung zu Schneeballsystemen, Verkaufsveranstaltungen, Fax-Werbung und Nahrungsergänzungsmitteln zu verzeichnen.

Durch die Erweiterung des Anwendungsbereiches der Verordnung (EG) Nr. 2006/2004 Ende 2009 um die Vorschrift über unerbetene Nachrichten (Artikel 13 der Richtlinie 2002/58/EG über die Verarbeitung personenbezogener Daten und den Schutz der Privatsphäre in der elektronischen Kommunikation) betrafen im Berichtszeitraum zudem einige Amtshilfeersuchen nunmehr auch Spam-Nachrichten. Es ist mit einem weiteren Ansteigen von Amtshilfeersuchen bezüglich Artikel 13 der Richtlinie 2002/58/EG zu rechnen.

3.2 Verwaltungsorganisation

3.2.1 Zusammenfassung der Organisationsstruktur und Befugnisse

Die Befugnisse und Verantwortlichkeiten der zuständigen Behörden nach der Verordnung (EG) Nr. 2006/2004 über die Zusammenarbeit im Verbraucherschutz und dem EG-Verbraucherschutzdurchsetzungsgesetz (VSchDG) sowie erste Änderungen wurden in den bei-

Berichte zum Wirtschaftlichen Verbraucherschutz 2011/2012, DOI 10.1007/978-3-0348-0691-6_3,
© Bundesamt für Verbraucherschutz und Lebensmittelsicherheit (BVL) 2013

den Berichten für die Jahre 2007/2008 und 2009/2010 bereits ausführlich dargestellt.

3.2.2 Änderungen in der Organisationsstruktur und der Befugnisse

Infolge der Erweiterung des Anwendungsbereichs der Verordnung (EG) Nr. 2006/2004 um Nr. 17 des Anhanges hinsichtlich der Richtlinie 2002/58/EG des Europäischen Parlaments und des Rates vom 12. Juli 2002 über die Verarbeitung in der elektronischen Kommunikation war das BVL zunächst durch die Verordnung zur Ergänzung und Anpassung bundesrechtlicher Regelungen zur Durchführung der Verordnung (EG) Nr. 2006/2004 vom 1. September 2010 als zuständige Behörde für Verstöße gegen Artikel 13 der Richtlinie 2002/58/EG benannt worden. Diese Benennung des BVL wurde während des Berichtszeitraums durch das Gesetz zur Änderung des EG-Verbraucherschutzdurchsetzungsgesetzes und zur Änderung des Unterlassungsklagengesetzes vom 6. Februar 2012 gem. § 2 Nr. 1 a) dann im VSchDG verankert.

Durch das vorgenannte Änderungsgesetz wurde die Kompetenz der Bundesanstalt für Finanzdienstleistungsaufsicht (BaFin) im Bereich von Finanzdienstleistungen und Versicherungen erweitert. Die Zuständigkeit der BaFin ergibt sich nunmehr gem. § 2 Nr. 2 a) und b) VSchDG in den Fällen des § 2 Nr. 1 a) und b) VSchDG auch dann, wenn die betreffenden Unternehmen mit Sitz im EU-Ausland nach den entsprechenden Normen des Versicherungsaufsichtsgesetzes bzw. des Kreditwesengesetzes zwar keine Erlaubnis besitzen, aber einer solchen Erlaubnis bedürften.

Zudem wurde die Zuständigkeit der Länderbehörden gem. § 2 Nr. 4 VSchDG durch das oben genannte Änderungsgesetz erweitert. Nunmehr ist die nach Landesrecht zuständige Behörde in den Fällen des § 2 Nr. 1 a) und b) zuständig und nicht mehr nur in den Fällen der Nr. 1 a). Die Zuständigkeit bezieht sich zudem nicht mehr nur auf Verstöße von Unternehmen, die eine Erlaubnis nach § 5 Absatz 1, § 105 Absatz 2 oder § 112 Absatz 2 des Versicherungsaufsichtsgesetzes haben, sondern einer solchen bedürfen.

Darüber hinaus wurde § 12 Absatz 1 VSchDG durch das genannte Änderungsgesetz geändert. Für die Übertragung weiterer Zuständigkeiten auf das BVL durch Rechtsverordnung bei Erweiterung des Anwendungsbereichs der Verordnung (EG) Nr. 2006/2004 ist nunmehr ein Einvernehmen des Bundesministeriums für Ernährung, Landwirtschaft und Verbraucherschutz mit dem Bundesministerium der Finanzen erforderlich. Laut dem neu eingefügten Satz 2 in § 12 Absatz 1 VSchDG bleibt § 2 Nummer 2 und 4 VSchDG davon unberührt.

Infolge der neuesten Ergänzung des Anwendungsbereiches der Verordnung (EG) Nr. 2006/2004 um Nr. 18 des Anhanges wurde das VSchDG durch das Gesetz zur Durchführung der Verordnung (EU) Nr. 1177/2010 des Europäischen Parlaments und des Rates vom 24. November 2010 über die Fahrgastrechte im See- und Binnenschiffsverkehr sowie zur Änderung des Luftverkehrsgesetzes vom 05. Dezember 2012 ergänzt und das Eisenbahn-Bundesamt gem. § 2 Nr. 5 VSchDG als zuständige Behörde benannt.

Die aktuelle Fassung des § 2 Abs. 1 des EG-Verbraucherschutzdurchsetzungsgesetzes vom 05. Dezember 2012 lautet:

§ 2 Zuständige Behörde
Für die Durchführung der Verordnung (EG) Nr. 2006/2004 sind zuständig

1. das Bundesamt für Verbraucherschutz und Lebensmittelsicherheit im Falle eines Verdachtes eines innergemeinschaftlichen Verstoßes gegen die zur Umsetzung oder Durchführung

   a) der in den Nummern 1 bis 3, 5 bis 9, 11, 12, 14, 16 und 17 des Anhanges der Verordnung (EG) Nr. 2006/2004 genannten Rechtsakte erlassenen Rechtsvorschriften,

   b) sonstiger Rechtsakte der Europäischen Gemeinschaft oder der Europäischen Union erlassenen Rechtsvorschriften, soweit die Rechtsakte in den Anwendungsbereich der Verordnung (EG) Nr. 2006/2004 einbezogen worden sind und dem Bundesamt für Verbraucherschutz und Lebensmittelsicherheit die Zuständigkeit durch Rechtsverordnung nach § 12 Abs. 1 übertragen worden ist,

2. die Bundesanstalt für Finanzdienstleistungsaufsicht in Fällen der Nummer 1, soweit es sich um den Verdacht eines innergemeinschaftlichen Verstoßes

   a) eines Unternehmens handelt, das

      aa) eine Tätigkeit ausübt, die einer Erlaubnis nach § 5 Absatz 1, § 105 Absatz 2 oder § 112 Absatz 2 des Versicherungsaufsichtsgesetzes bedarf, und der Aufsicht der Bundesanstalt für Finanzdienstleistungsaufsicht untersteht oder

      bb) nach § 110a Absatz 1 des Versicherungsaufsichtsgesetzes im Inland eine Zweigniederlassung betreibt oder im Wege des grenzüberschreitenden Dienstleistungsverkehrs tätig wird,

   b) eines Unternehmens handelt, das

      aa) Bankgeschäfte betreibt oder Finanzdienstleistungen erbringt, die einer Erlaubnis nach § 32 Absatz 1 Satz 1 oder Absatz 1a des Kreditwesengesetzes bedürfen, oder

      bb) nach § 53b Absatz 1 oder Absatz 7 des Kreditwesengesetzes im Inland eine Zweigniederlassung betreibt oder im Wege des grenzüberschreitenden Dienstleistungsverkehrs Bankgeschäfte betreibt oder Finanzdienstleistungen erbringt,

   und der Verdacht des innergemeinschaftlichen Verstoßes sich auf die jeweilige Tätigkeit bezieht,

3. das Luftfahrt-Bundesamt im Falle eines Verdachtes eines innergemeinschaftlichen Verstoßes gegen den in der Nummer 15 des Anhanges der Verordnung (EG) Nr. 2006/2004 genannten Rechtsakt und die zu seiner Durchführung erlassenen Rechtsvorschriften,

4. die nach Landesrecht zuständige Behörde in den Fällen der Nummer 1, soweit es sich um den Verdacht eines innergemeinschaftlichen Verstoßes eines Unternehmens handelt, das

   a) eine Tätigkeit ausübt, die einer Erlaubnis nach § 5 Absatz 1, § 105 Absatz 2 oder § 112 Absatz 2 des Versicherungsaufsichtsgesetzes bedarf, und

   b) der Aufsicht der zuständigen Landesbehörde untersteht,

  und der Verdacht des innergemeinschaftlichen Verstoßes sich auf die Tätigkeit bezieht,

5. das Eisenbahn-Bundesamt im Fall eines Verdachtes eines innergemeinschaftlichen Verstoßes gegen den in der Nummer 18 des Anhanges der Verordnung (EG) Nr. 2006/2004 genannten Rechtsakt und die zu seiner Durchsetzung erlassenen Rechtsvorschriften,

6. vorbehaltlich der Nummer 1 Buchstabe b die nach Landesrecht zuständige Behörde in den übrigen Fällen.

Die aktuelle Fassung des § 12 Abs. 1 des EG-Verbraucherschutzdurchsetzungsgesetzes vom 05. Dezember 2012 lautet:

§ 12 Ermächtigung zur Anpassung
(1) Das Bundesministerium für Ernährung, Landwirtschaft und Verbraucherschutz wird ermächtigt, im Einvernehmen mit dem Bundesministerium der Finanzen durch Rechtsverordnung ohne Zustimmung des Bundesrates dem Bundesamt für Verbraucherschutz und Lebensmittelsicherheit die Zuständigkeit für die Durchführung der Verordnung (EG) Nr. 2006/2004 zu übertragen, soweit weitere Rechtsakte der Europäischen Gemeinschaft oder der Europäischen Union in den Anwendungsbereich der Verordnung (EG) Nr. 2006/2004 einbezogen worden sind. Im Falle einer Rechtsverordnung nach Satz 1 bleibt § 2 Nummer 2 und 4 unberührt.

3.2.3   Ressourcen

Zum Ende des Berichtszeitraumes sind in Deutschland vier Bundesbehörden und 57 Landesbehörden, von denen teilweise mehrere Ansprechpartner benannt wurden, mit der Durchführung der Verordnung (EG) Nr. 2006/2004 betraut. Daneben setzen sich zwei bundesweit tätige Verbände mit mehreren Experten im Rahmen von Beauftragungen bei eingehenden Durchsetzungsersuchen für die Rechtsdurchsetzung ein.

3.2.4   Praktische Erfahrungen

Die Durchsetzung kollektiver Verbraucherinteressen nach der Verordnung (EG) Nr. 2006/2004 durch die mit EG-Verbraucherschutzdurchsetzungsgesetz eingeführte Kombination behördlicher und privater Rechtsdurchsetzungsmaßnahmen hat sich in Deutschland weiterhin bewährt.

Die effektive Zusammenarbeit zwischen dem BVL, dem Verbraucherzentrale Bundesverband e.V. (vzbv) und der Zentrale zur Bekämpfung unlauteren Wettbewerbs e.V. (Wettbewerbszentrale) auf der Grundlage der bestehenden Rahmenvereinbarung konnte weiter gefestigt und verbessert werden. In jährlich stattfindenden gemeinsamen Gesprächen zur Evaluierung dieser Zusammenarbeit werden grundsätzliche Fragen im Zusammenhang mit der Bearbeitung von Durchsetzungsersuchen eingehend diskutiert und wirksame Lösungen gefunden, um die Zusammenarbeit im Sinne der Verordnung (EG) Nr. 2006/2004 möglichst effektiv zu gestalten. Ersuchende Behörden aus dem Ausland haben bislang bei jedem für eine Beauftragung geeigneten Ersuchen der Beauftragung eines privaten Dritten zugestimmt.

Im Hinblick auf die Art der Verstöße und die hierdurch betroffenen Rechtsgrundlagen ist festzustellen, dass aufgrund der Zuständigkeitsregelung in Deutschland in den meisten ein- und ausgehenden Amtshilfeersuchen das BVL als zuständige Behörde beteiligt war. Im Berichtszeitraum war das BVL in 68 von insgesamt 78 ein- und ausgehenden Informations- und Durchsetzungsersuchen an bzw. von anderen zuständigen Behörden als zuständige Behörde involviert.

Die im Berichtszeitraum leicht gestiegene Zahl der Fälle, in denen andere Behörden als das BVL zuständig waren, ist unter anderem darauf zurückzuführen, dass der Sweep 2011 zu Verbraucherkrediten (überwiegend) in den Zuständigkeitsbereich der BaFin fiel.

3.3   Grenzüberschreitende Durchsetzungstätigkeit

3.3.1   Überblick über wichtige nationale Urteile im Zusammenhang mit der Behördenkooperation

Im Berichtszeitraum sind höchstrichterliche Urteile ergangen, die Rechtsgrundlagen aus dem Anhang der Verordnung (EG) Nr. 2006/2004 betreffen. Diese Urteile sind zur Auslegung der Rechtsgrundlagen zu irreführender Werbung bei Online-Angeboten, Garantieerklärungen, den Voraussetzungen der Widerrufsbelehrungen sowie der Frage des anwendbaren Rechts bei Entschädigungen wegen Flugverspätungen ergangen.

**a) BGH, Urteil vom 25.01.2012
(Aktenzeichen VIII ZR 95/11) – Angabe des Postfachs ausreichend im Rahmen der Widerrufsbelehrung**
Mit Urteil vom 25.01.2012 entschied der Bundesgerichtshof (BGH), dass bei Fernabsatzgeschäften im Rahmen der Informationspflichten zum Widerrufsrecht für eine

ordnungsgemäße Widerrufsbelehrung auch die Angabe einer Postfachadresse anstelle einer vollständigen Anschrift als Widerrufsadresse des Unternehmers genüge. Durch die Angabe der Postfachanschrift werde der Verbraucher in gleicher Weise wie durch die Mitteilung der Hausanschrift des Widerrufsadressaten in die Lage versetzt, seine Widerrufserklärung auf den Postweg zu bringen. Die Angabe der Postfachanschrift sei eindeutig, unmissverständlich und auch ansonsten nicht geeignet, den Verbraucher an der Ausübung seines Widerrufsrechts zu hindern. Zur Begründung hat der Bundesgerichtshof weiter ausgeführt, dass ein Unternehmer bei einem Fernabsatzvertrag bereits im Rahmen der Anbieterkennzeichnung verpflichtet sei, eine ladungsfähige Anschrift anzugeben, weshalb es nicht erforderlich sei, diese Anschrift auch als Widerrufsadresse anzugeben.

b) BGH, Urteil vom 14.04.2011 (Aktenzeichen I ZR 133/09) – Nennung gesetzlich geforderter Angaben aus Garantieerklärung nicht schon bei Werbung mit Garantie erforderlich

Das Urteil des BGH vom 14.04.2011 befasst sich mit den Anforderungen an Werbung mit Garantien. In seinem Urteil führt der BGH zunächst aus, dass die Werbung der Beklagten mit einer Garantie für Druckerpatronen eine Wettbewerbshandlung darstelle und auch der den Rechtsbruchtatbestand regelnde § 4 Nr. 11 UWG anwendbar sei. Ein Verstoß gegen § 477 Abs. 1 S. 2 BGB stehe auch Art. 7 Abs. 5 der Richtlinie 2005/29/EG nicht entgegen, weil die Liste des Anhangs II der vorgenannten Richtlinie nicht erschöpfend sei, sondern eine Unlauterkeit nach § 4 Nr. 11 UWG auch für nationale Vorschriften begründen könne, die ihre Grundlage – wie hier § 477 BGB – im Unionsrecht haben, selbst wenn dieses nicht im Anhang II genannt sei. Zudem widerspreche eine Geschäftspraxis, die der in Umsetzung des Unionsrechts erlassenen nationalen Vorschrift des § 477 Abs. 1 Satz 2 BGB entgegensteht, regelmäßig den Erfordernissen der beruflichen Sorgfalt im Sinne von Art. 5 Abs. 2 Buchst. a der Richtlinie 2005/29/EG.

Im Folgenden führte der BGH sodann aus, dass die Werbung im Streitfall die von § 477 Abs. 1 Satz 2 BGB geforderten Angaben nicht bereits enthalten musste, weil die Werbung keine Garantieerklärung darstelle. Der BGH legte dar, dass der Begriff der Garantieerklärung gemäß § 477 Abs. 1 Satz 1 BGB nur die zum Abschluss eines Kaufvertrages oder eines eigenständigen Garantievertrages führende Willenserklärung erfasse, nicht dagegen die Werbung, mit der eine Garantie im Zusammenhang mit Verkaufsangeboten noch nicht rechtsverbindlich versprochen wird, sondern die den Verbraucher lediglich zur Bestellung auffordert. Dies ergebe sich bereits aus dem Wortlaut der Norm. Aus Art. 6 Abs. 2 der Richtlinie 1999/44/EG, deren Umsetzung § 477 Abs. 1 Satz 2 BGB

dient, ergebe sich nichts anderes. Auch aus dem Sinn und Zweck der Richtlinie ergebe sich laut BGH nicht, dass die bloße Werbung für den Verkauf von Verbrauchsgütern mit einer Garantie den nach § 477 Abs. 1 Satz 2 BGB geforderten Informationspflichten genügen muss.

c) BGH, Urteil vom 10.02.2011 (Aktenzeichen I ZR 183/09) – unzulängliche Aufklärung über Warenvorrat in Werbung irreführend

Das Urteil des BGH vom 10.02.2011 befasst sich mit der Auslegung der durch Nr. 5 des Anhangs zu § 3 Abs. 3 UWG in nationales Recht umgesetzten Nr. 5 des Anhangs I der Richtlinie 2005/29/EG im Falle von Werbung für verbilligte Markenlebensmittel und für Computerprodukte in Zeitungsanzeigen. In seinem Urteil entschied der BGH, dass von einer Wettbewerbswidrigkeit im Sinne von Nr. 5 des Anhangs zu § 3 Abs. 3 UWG bei mangelhafter Verfügbarkeit der in der Werbung beworbenen und an einem bestimmten Tag angebotenen Waren auszugehen sei, wenn nicht deutlich, klar formuliert, leicht lesbar und gut erkennbar ein aufklärender Hinweis platziert ist. Zu beanstanden sei nicht der unzulängliche Warenvorrat, sondern die unzureichende Aufklärung über diesen unzulänglichen Vorrat.

Das Gericht führte zudem aus, dass eine Gleichartigkeit im Sinne von Nr. 5 des Anhangs zu § 3 Abs. 3 UWG nur dann vorliege, wenn das andere Produkt nicht nur tatsächlich gleichwertig, sondern auch aus der Sicht des Verbrauchers austauschbar ist. Hierbei könnten auch subjektive Gesichtspunkte wie der Wunsch nach Erwerb eines bestimmten Markenprodukts eine Rolle spielen. Wird für ein Markenprodukt geworben, sei daher ein unter einer Handelsmarke vertriebenes Produkt nicht gleichartig, auch wenn es objektiv gleichwertig sein mag.

3.3.2   Informationen zu Trends, Instrumenten oder Methoden grenzüberschreitender Verstöße, insbesondere solche, die Defizite oder Lücken in der CPC-Verordnung oder in Verbraucherschutzgesetzen offenbart haben

Es erscheint sachgerecht, Artikel 23 der Verordnung (EG) Nr. 1008/2008 des Europäischen Parlaments und des Rates vom 24. September 2008 über gemeinsame Vorschriften für die Durchführung von Luftverkehrsdiensten in den Anhang der Verordnung (EG) Nr. 2006/2004 aufzunehmen.

Weitere Aspekte bei der Anwendung der Verordnung (EG) Nr. 2006/2004 sind unter Abschn. 3.4.4a) dargestellt.

3.4 Grenzüberschreitende Zusammenarbeit

3.4.1 Ausgewählte Erfolgsmeldungen

Im November 2011 hat das BVL ein Symposium zu dem Thema „Verbraucherschutz grenzenlos!? Effektive Rechtsdurchsetzung, starke Verbraucher" durchgeführt, auf dem rund 120 deutsche und ausländische Experten über unterschiedliche Methoden zur Stärkung der Verbraucher bei grenzüberschreitenden Geschäften diskutierten.

Die Referenten aus Deutschland, den Niederlanden, Belgien, Dänemark, Großbritannien sowie von der Europäischen Kommission sprachen über ihre Erfahrungen sowie Vorteile und Schwächen der bestehenden Durchsetzungssysteme, wobei der Fokus nicht nur auf den gängigen Durchsetzungsmethoden wie Verwaltungsentscheidungen oder Zivilverfahren lag, sondern daneben auch alternative Ansätze wie beispielsweise Verhandlungen mit Unternehmen, Sweeps oder informelle Netzwerke erörtert wurden. Das BVL-Symposium zeigte Potential auf, wie die gesamteuropäische Rechtsdurchsetzung optimiert werden könnte.

3.4.2 Zusammenfassende Statistiken über die Tätigkeit der zuständigen Behörden

Die nachfolgenden Übersichten der übermittelten Ersuchen zeigen für das Jahr 2011 mit 32 Ersuchen im Vergleich zu den Berichtsjahren 2009/2010 eine vorübergehend zurückgehende Tendenz der Nutzung des Systems der Behördenkooperation mit Bezug zu Deutschland. Eine Ursache hierfür könnte darin zu sehen sein, dass der Sweep 2011 zu Online-Angeboten von Verbraucherkrediten weniger grenzüberschreitende Relevanz im Vergleich zu anderen Sweep-Themen hatte, weshalb aus Anlass des Sweep 2011 keine Ersuchen eingegangen sind.

Im Jahr 2012 wurde das System der Behördenkooperation mit Bezug zu Deutschland mit 46 Ersuchen wieder in vergleichbarem Maße genutzt wie in den Berichtsjahren 2009/2010, wobei es wie auch im Jahr 2011 abweichende Tendenzen nach der Art der Ersuchen gibt.

a) Gesamtübersicht über die im Zusammenhang mit der Verordnung (EG) Nr. 2006/2004 übermittelten Ersuchen um Amtshilfe im Jahr 2011

Tab. 3.1 Gesamtübersicht

Übermittelte Ersuchen	Anzahl
Eingegangene Informationsersuchen	11
Ausgegangene Informationsersuchen	6
Eingegangene Durchsetzungsersuchen	8
Ausgegangene Durchsetzungsersuchen	7

b) Gesamtübersicht über die im Zusammenhang mit der Verordnung (EG) Nr. 2006/2004 übermittelten Ersuchen um Amtshilfe im Jahr 2012

Tab. 3.2 Gesamtübersicht

Übermittelte Ersuchen	Anzahl
Eingegangene Informationsersuchen	14
Ausgegangene Informationsersuchen	5
Eingegangene Durchsetzungsersuchen	12
Ausgegangene Durchsetzungsersuchen	15

3.4.3 Informationen über Durchsetzungsmaßnahmen

Das BVL hat als zuständige Behörde im Berichtszeitraum zahlreiche Auskunftsersuchen in Gestalt von Verwaltungsakten und sonstigen Auskunftsersuchen erlassen, um den verantwortlichen Dienstleister zu ermitteln oder die mit Informationsersuchen erbetenen Auskünfte zu erhalten. Darüber hinaus hat das BVL als zuständige Behörde in einem Durchsetzungsersuchen bereits im Rahmen eines parallelen Informationsersuchens die Beseitigung der innergemeinschaftlichen Verstöße erreicht.

Die Zusammenarbeit mit qualifizierten privaten Einrichtungen im Sinne von Artikel 8 Abs. 3 Verordnung (EG) Nr. 2006/2004 hat sich auch in diesem Berichtszeitraum bewährt. Das BVL hat Kenntnis von zwei Klagen aus Anlass von Durchsetzungsersuchen, von denen eine bereits erfolgreich abgeschlossen wurde. Zudem konnten zwei gerichtliche Verfahren abgeschlossen werden, die bereits in den vorigen Berichtszeiträumen eingeleitet wurden.

Allerdings haben sich bei den Beauftragungen privater Dritter nach § 7 Abs. 1 VSchDG durch das BVL als zuständige Behörde auch rechtliche und praktische Schwierigkeiten gezeigt, die insbesondere in der Kombination der Behördenkooperation mit der privaten Rechtsdurchsetzung begründet sind. Diesbezüglich wird auf den Bericht der Bundesregierung zur Wirksamkeit von § 7 VSchDG verwiesen, der im März 2012 in der Bundestags-Drucksache 17/8982 veröffentlicht wurde.

Infolge einer Ergänzung von § 4a des Unterlassungsklagengesetzes (UKlaG) konnten Schwierigkeiten bei der privaten Rechtsdurchsetzung behoben werden. Die Anspruchsberechtigung von vom BVL nach § 7 Abs. 1 VSchDG beauftragten Dritten wird nunmehr unwiderleglich vermutet. Rechtsfähige Verbände zur Förderung gewerblicher oder selbständiger beruflicher Interessen, die vom BVL nach § 7 Abs. 1 VSchDG beauftragt sind, müssen also nicht mehr nachweisen, dass ihnen eine erhebliche Zahl von Unternehmen angehört, die Waren oder Dienstleistungen gleicher oder verwandter Art auf demselben Markt vertreiben und der Anspruch eine Handlung betrifft, die die Interessen ihrer Mitglieder berührt und geeignet ist, den Wettbewerb zu verfälschen.

In der Übersicht stellen sich die bei eingegangenen Durchsetzungsersuchen ergriffenen Maßnahmen wie folgt dar:

Tab. 3.3 Im Jahr 2011 getroffene Maßnahmen bei eingegangenen Durchsetzungsersuchen. (Hierbei handelt es sich auch um Ersuchen, die vor 2011 eingegangen sind)

Maßnahmen	Anzahl
Auskunftsersuchen an verantwortl. Verkäufer oder Dienstleister	8
Auskunftsersuchen an andere Dienstleister	4
Anfragen an sonstige Stellen	6
Abmahnungen	1
Sonstige Erledigung (keine Verstöße bzw. Verstöße abgestellt)	9

Tab. 3.4 Im Jahr 2012 getroffene Maßnahmen bei eingegangenen Durchsetzungsersuchen. (Hierbei handelt es sich auch um Ersuchen, die vor 2011 eingegangen sind)

Maßnahmen	Anzahl
Auskunftsersuchen an verantwortl. Verkäufer oder Dienstleister	1
Abmahnungen	2
Klagen	2
gerichtlich abgeschlossene Verfahren	3
Sonstige Erledigung (keine Verstöße bzw. Verstöße abgestellt)	7

3.4.4   Praktische Erfahrungen

a) Handhabung der Fälle

Es ist immer noch festzustellen, dass die Qualität der eingehenden Ersuchen trotz der auf dem CPC-Workshop im Dezember 2009 identifizierten Mindestanforderungen an die Informationsaufbereitung sehr unterschiedlich ist und zum Teil wesentliche Informationen fehlen, die für die reibungslose Bearbeitung von Amtshilfeersuchen erforderlich sind. Hierzu zählen insbesondere die vollständige und verständliche Schilderung des Sachverhaltes, die Nennung der relevanten europäischen und nationalen Rechtsgrundlagen, der Wortlaut der nationalen Rechtsgrundlagen und unterstützende Dokumente – insbesondere Nachweise für den behaupteten Verstoß. Daraus resultierende erforderliche Nachfragen mit der Bitte um weitere Informationen/Nachweise werden zum Teil langsam bearbeitet und verzögern damit die Bearbeitungsdauer des Falles insgesamt. Übersetzungen entscheidender Texte auf Englisch wären oft hilfreich, auch wenn es hierzu keine Verpflichtung geben mag.

Darüber hinaus sollte ein gemeinsames Verständnis hinsichtlich der Art und Weise der Bearbeitung von Amtshilfeersuchen entwickelt und geeignet kommuniziert werden. Insbesondere variieren die Bearbeitungszeiten stark. So werden Fälle teilweise spät geschlossen, Sachstandsmitteilungen bzw. Antworten werden erst spät eingestellt (die in der Entscheidung der Kommission vom 22. Dezember 2006 zur Durchführung der Verordnung (EG) Nr. 2006/2004 des Europäischen Parlaments und des Rates über die Zusammenarbeit zwischen den für die Durchsetzung der Verbraucherschutzgesetze zuständigen nationalen Behörden bezüglich der Amtshilfe bereits enthaltenen Regelungen – auch zu den Fristen zur Beantwortung von Ersuchen – werden häufig nicht beachtet). Die ersuchende Behörde sollte möglichst unmittelbar nach Übermittlung der angeforderten Informationen Feedback geben, ob die Antwort ausreichend ist (in diesem Fall sollte das Ersuchen umgehend geschlossen werden) oder ob und welche der erbetenen Informationen fehlen. Deutschland ist daher an genaueren Fristenregelungen interessiert, um die Bearbeitungszeit der Fälle zu verkürzen.

Überdies wären Notifizierungen nach Art. 8.6 der Verordnung (EG) Nr. 2006/2004 für die anderen Mitgliedstaaten nützlicher, wenn die in den Feldern vorgesehenen Informationen im „General Info Tab" immer eingetragen würden und die Antwort des Ersuchens im „General Info Tab" die wesentlichen Ermittlungsergebnisse wiedergibt (kein bloßer Verweis auf Anlagen).

Das BVL erhielt weiterhin informelle Anfragen außerhalb des CPCS von zuständigen Behörden. Insofern sollte es ein einheitliches Verständnis geben, dass für Amtshilfeersuchen das CPCS genutzt wird.

Der Austausch der Erfahrungen der Mitgliedstaaten mit Ersuchen und Warnmeldungen sowie die anschließende Diskussion im Rahmen des CPC-Workshops im Mai 2012 haben dazu beigetragen, ein gemeinsames Verständnis zu einzelnen Aspekten zu fördern, aber auch unterschiedliche Auffassungen der Mitgliedstaaten zu den Anforderungen offenbart.

Deutschland begrüßt, dass die Kommission im Rahmen des CPC-Ausschusses am 28. November 2012 zusagte, die „Operating Guidelines" zu überarbeiten und bekannter zu machen. Um ihre Beachtung durch alle CPCS-Nutzer zu fördern, sollten diese nach der Überarbeitung auch übersetzt werden.

In diesem Zusammenhang wird auch die Durchführung eines weiteren Follow-up-Workshops zu diesem Thema für sinnvoll gehalten.

Darüber hinaus besteht bei der Handhabung der Fälle nach wie vor vielfach Unklarheit über die Frage des anwendbaren Rechts. Daher wird eine ausdrückliche Regelung in der Verordnung (EG) Nr. 2006/2004 für unabdingbar gehalten, die zur privaten Rechtsdurchsetzung in Deutschland nach Artikel 8 Abs. 3 der Verordnung (EG) Nr. 2006/2004 kompatibel sein sollte. Überdies wäre es wünschenswert, die Zuständigkeit für Verstöße bei Unternehmen mit Sitzen in verschiedenen Mitgliedstaaten bzw. bei der potentiellen Verantwortlichkeit mehrerer Beteiligter genauer in der CPC-Verordnung zu regeln.

Zudem ist aufgefallen, dass zwischen den Behörden unterschiedliche Auffassungen bestehen, inwieweit Fälle mit Bezug zu Nahrungsergänzungsmitteln bzw. zur Health-Claims-Verordnung (Verordnung (EG) Nr. 1924/2006) in den Anwendungsbereich der Verordnung (EG) Nr. 2006/2004 fallen.

b) Gemeinsame Tätigkeiten und andere gemeinsame Aktionen

Deutschland hat in den beiden Berichtsjahren durch die Teilnahme an dem Sweep 2011 zu Online-Angeboten von Verbraucherkrediten (zuständige Behörde in Deutschland: BaFin) sowie an dem Sweep 2012 zu Online-Angeboten von digitalen Inhalten (zuständige Behörde in Deutschland: BVL) wieder etliche grenzüberschreitende Verstöße aufgespürt und mithilfe der Amtshilfemechanismen der Verordnung (EG) Nr. 2006/2004 verfolgt.

Der europaweit koordiniert durchgeführte Sweep konnte sich als ein effektives Instrument weiter etablieren, mit dem für Verbraucher relevante Branchen systematisch auf die Einhaltung der Verbraucherschutzbestimmungen überprüft und die gefundenen Verstöße verfolgt werden.

Die regelmäßige Durchführung dieser konzertierten Marktüberwachungs- und Durchsetzungsaktion als jährlicher Sweep wird daher von Deutschland weiter-

hin unterstützt. Der Nutzen von Sweeps könnte allerdings noch gesteigert werden, wenn dem Aspekt der grenzüberschreitenden Relevanz schon bei der Themenauswahl mehr Bedeutung beigemessen würde und die Mitgliedstaaten mehr grenzüberschreitende Angebote prüfen würden. Hierdurch könnte eine Erhöhung der Nutzung von Amtshilfeersuchen im Rahmen der Verordnung (EG) Nr. 2006/2004 erreicht werden.

c) CPCS

Es ist sehr zu begrüßen, dass die Europäische Kommission unter Mitarbeit der Mitgliedstaaten im Berichtszeitraum mehrere weiterentwickelte Versionen des CPCS mit Fehlerbehebungen, Verbesserungen und Neuerungen eingespielt hat, die zur effektiveren Nutzbarkeit des CPCS beitragen (u. a. pdf-Druckfunktion, Sortierungsfunktion, Übernahme von Daten bei Erstellung von Ersuchen, neues Fenster für 8.6-Notifizierungen, erweiterte Homepage- und E-Mail-Notifizierungen, genauere Auflistung der geplanten und getroffenen Maßnahmen). Besonders zu begrüßen ist, dass die Kommission die „Case Owner"-Problematik durch eine Übertragung vom einzelnen Nutzer auf die Behörde gelöst hat.

Aufgrund der Überprüfung durch das BVL und anschließendem Feedback an die Europäische Kommission konnten viele Funktionen wie die zunächst fehlerbehaftete pdf-Druckfunktion weiter optimiert werden.

Trotzdem ist festzustellen, dass das CPCS noch immer nicht ausreichend verlässlich und wenig benutzerfreundlich ist.

So werden Ansprechpartner immer noch nicht zuverlässig mit E-Mail-Notifizierungen über neue Ereignisse im CPCS informiert. Weiteres Optimierungspotential besteht insbesondere hinsichtlich der Beschränkung der Datenmenge im „Documents Tab" und der eingeschränkten Suchfunktion. Zudem spricht sich Deutschland weiterhin nachdrücklich dafür aus, dass sämtliche Menüs und Funktionselemente des CPCS auch in Deutsch zur Verfügung stehen. Außerdem wurde eine deutsche Fassung des „CPCS User Guide" von der Europäischen Kommission bislang ausschließlich als Entwurfsfassung zur Verfügung gestellt, zu der das BVL Stellung genommen hat. Denkbar wäre zudem eine Erweiterung des CPCS im Sinne einer Nutzung als Kommunikationsplattform für das CPC-Netzwerk.

Auch in diesem Berichtszeitraum hat Deutschland, vertreten durch das BVL, die Europäische Kommission regelmäßig auf Fehler im CPCS hingewiesen und durch seine engagierte Arbeit in der CPCS Key Users Group auf eine Verbesserung des CPCS hingewirkt und unter anderem zur Implementierung von Artikel 9 der Verordnung (EG) Nr. 2006/2004 im CPCS beigetragen.

Einschränkungen der Funktionen des CPCS (wie die Löschung der XML-Upload-Schaltfläche) sollten vorab von der Kommission in der CPCS Key Users Group erörtert werden.

Das BVL hat in beiden Berichtsjahren für alle interessierten Ansprechpartner der zuständigen Bundes- und Landesbehörden in Deutschland Schulungen in der Nutzung der CPCS-Datenbank durchgeführt und die CPCS-Ansprechpartner bei technischen Problemen und Änderungen des CPCS sowie bei der Erstellung von Amtshilfeersuchen im CPCS unterstützt.

3.4.5   Praktische Erfahrungen bezüglich der internationalen Dimension

Als Mitglied im International Consumer Protection and Enforcement Network (ICPEN) konnte das BVL die anderen ICPEN-Mitglieder im Rahmen einer ersten ICPEN-Warnmeldung über einen grenzüberschreitenden Verstoß gegen Verbraucherschutzgesetze zu Lasten einer Vielzahl von Verbrauchern auch über die Grenzen Europas hinaus informieren, der anlässlich des Sweep 2012 aufgedeckt und mit einem Durchsetzungsersuchen an die zuständige CPC-Behörde verfolgt wurde. Zudem prüft das BVL die Warnmeldungen anderer ICPEN-Mitglieder auf Relevanz hinsichtlich deutscher Verbraucher.

3.5   Fazit

Das System der Behördenkooperation nach der Verordnung (EG) Nr. 2006/2004 hat sich kontinuierlich weiterentwickelt und die Ergebnisse der Amtshilfeersuchen zeigen, dass die Zusammenarbeit wesentlich zur effektiven grenzüberschreitenden Durchsetzung der Gesetze zum Schutz der Verbraucherinteressen in Europa beiträgt.

Um das Potential des Behördenkooperationssystems weiter zu optimieren, sollte das gemeinsame Verständnis der Mitgliedstaaten über die Rechtsgrundlagen weiterhin gefördert werden. Mit Aufnahme einer ausdrücklichen Regelung zum anwendbaren Recht in der Verordnung (EG) Nr. 2006/2004 wären die zuständigen Behörden nicht mehr darauf beschränkt, den minimal harmonisierten Standard durchzusetzen, sondern könnten im Interesse der Verbraucher auch die Einhaltung strengerer nationaler Regelungen erreichen.

Weiteres Potential wird gesehen, wenn alle Mitgliedstaaten die Instrumente der Verordnung (EG) Nr. 2006/2004 nutzen würden und die Verordnung auch künftig an sich ändernde Bedürfnisse angepasst würde.

Um die Nutzung des CPCS zu fördern, sollte es hinsichtlich Bedienbarkeit und Benutzerfreundlichkeit weiter optimiert und den Ansprechpartnern geeignete Leitfäden an die Hand gegeben werden. Darüber hinaus bieten auch die Instrumente des Art. 9 der Verordnung (EG) Nr. 2006/2004 nach ihrer Implementierung im CPCS weitere Möglichkeiten einer koordinierten Zusammenarbeit, womit allerdings noch konkrete praktische Erfahrungen gemacht werden müssen.

Schließlich sollte der grenzüberschreitende Aspekt bei der CPC-Gremienarbeit wieder stärker in den Fokus rücken.